DE
L'ANTAGONISME ENTRE MÉDECINS
ET
PHARMACIENS

Allocution prononcée à l'Assemblée Générale du Syndicat des Pharmaciens de la Loire et de la Haute-Loire

DU 2 MAI 1894

Par Louis CHEVRET, Pharmacien

PRÉSIDENT

SAINT-ETIENNE
Imprimerie et lithographie J. PICHON, rue de la Croix, 13
1894

DE

L'ANTAGONISME ENTRE MÉDECINS

et

PHARMACIENS

par

Louis CHEVRET, Pharmacien

A SAINT-ETIENNE

Mes chers Confrères,

Dans les circonstances présentes, au moment où se discute une loi qui aura pour conséquence le relèvement ou l'effondrement irrémédiable de la profession; au moment où certains nuages peut-être gros de tempêtes paraissent s'amonceller à l'horizon, si la bonne volonté, si la volonté ferme, inébranlable de consacrer toutes ses forces à la défense des prérogatives, au relèvement moral et matériel d'une profession qui nous est chère, est pour vous une garantie suffisante, je puis vous dire: groupez-vous sans crainte autour de votre Président, secondé par ses zélés collaborateurs, il saura se montrer à la hauteur du mandat que vous lui avez confié.

Je ne disconviens pas qu'un autre pourrait mettre plus de talent, plus de compétence peut-être, à soutenir vos revendications, à défendre vos intérêts, mais nul n'y apportera plus d'activité, plus d'énergie, plus d'opiniâtreté.

Vouloir c'est pouvoir, dit un vieil adage !

Aussi c'est avec sérénité, avec confiance, que j'envisage l'avenir. Loin de craindre, Messieurs, j'espère pour nous en des jours meilleurs, et pour me fortifier dans cette espérance, n'êtes-vous pas tous là, prêts à tous les efforts, prêts à tous les sacrifices chaque fois qu'il s'agira de défendre ou de conserver avec un soin jaloux nos vieilles traditions d'honorabilité et de dignité professionnelles, patrimoine commun que nous saurons garder précieusement, sans permettre jamais qu'il soit ni diminué ni amoindri.

De toute part, et chaque jour, s'affirme davantage la nécessité de notre programme de relèvement.

Chaque jour, tout ce que la Pharmacie compte d'hommes supérieurs ou simplement dignes et honnêtes, se rapproche et s'unit; aussi j'espère que bientôt les mercantiles représentants d'une minorité rétrograde devront compter avec nous et que, par une justice immanente aux choses d'ici bas, ils seront les premiers victimes de l'atteinte qu'ils ont porté aux assises mêmes de notre organisation professionnelle.

La recherche des causes multiples qui ont amené notre situation actuelle et qui contribuent à la maintenir serait assurément instructive pour nous; elle intéresserait, passionnerait même, sans aucun doute, l'esprit d'un philosophe ou d'un simple psychologue. Sans prétendre à l'un ou à l'autre de ces deux qualificatifs, ne possédant, malheureusement, aucune des qualités requises pour faire cette étude, je veux néanmoins vous entretenir:

1° De notre évolution scientifique comme cause constituante de notre situation ; 2° de l'antagonisme entre médecin et pharmacien comme cause contribuant au maintien de cette situation.

Si j'examine de quelle façon nous avons évolué scientifiquement, Messieurs, j'incline à croire que la science pharmaceutique ne s'est pas développée assez brusquement pour imposer le Pharmacien par la force des choses et qu'elle s'est développée trop rapidement pour lui permettre de s'imposer par la logique des choses. Or, c'est précisément le mode de développement qui a présidé à l'évolution des deux professions qui, concurremment avec la nôtre, partagent la mission de soulager, guérir ou faire mourir l'humanité souffrante.

A l'appui de cette thèse, je vous exquisserai d'un rapide trait de plume, les phases parcourues, ainsi que les positions respectivement occupées aujourd'hui par la Médecine, la Chirurgie et la Pharmacie.

Née avec le monde, répondant à une impérieuse nécessité, tour à tour exercée par les magiciens, les oracles, les devins, les barbiers et les rebouteurs, la médecine jusqu'au dix-huitième siècle de notre ère, est demeurée le type de la science occulte.

Irrévérencieusement traitée par Molière, au siècle dernier, elle était encore définie en l'an de grâce 1890, par M. Hervé de Saisy: « la science du tâtonnement, des hypothèses, de l'à peu près! procédant de l'inconnu, évoluant dans le vague, s'affirmant presque toujours par les divergences d'opinions des grands-prêtres qui l'exercent. » Elle est cependant une science nécessaire qui a progressé lentement, sagement et surtout magistralement; a usé et abusé de son droit d'aînesse pour dominer, régir, tenir en tutelle sa sœur cadette la Pharmacie; connait bien son impuissance, s'efforce de conserver le prestige qui fait sa puissance.

Et dans leur évolution à peine scientifique, lente mais bien dirigée, savamment ordonnée, les médecins se sont imposés par la force des choses.

Née d'hier, en moins de dix ans, d'un seul bond, grâce à l'antisepsie qui lui a ouvert ses voies, la Chirurgie est arrivée à l'apogée de sa force et de la toute puissance; en un jour, elle a conquis gloire et renommée. Basée sur des données strictement scientifiques, elle s'est affirmée science positive, mathématique. Scalpel en main, le Chirurgien peut dire: je pars d'ici, je passerai par là, j'arriverai là. Sa fière devise est: Quo non ascendam!

Et dans leur évolution rigoureusement scientifique, brusque et presque instantanée, les chirurgiens ont été imposés par la logique même des choses.

Née quelques instants après la Médecine, la Pharmacie fut longtemps, comme sa sœur, aux mains des batteleurs, des sorciers, des charlatans, des épiciers et de tous les marchands d'orviétan. Après avoir croupi des milliers d'années dans le plus ténébreux des chaos, elle a enfin trouvé sa voie vers la fin du siècle dernier, avec Lavoisier, Lemery, de Wenzel, Cadet Gassicourt, de Jussieu, Vauquelin, Pelletier, etc., a mis cent ans à déterminer, grouper, coordonner et classer ses éléments propres et constitutifs qui sont: chimie, physique et botanique; s'affirme aujourd'hui science exacte et mathématique dans la véritable acception des termes, commence seulement à se rendre compte de sa force, parait toute disposée à en faire usage.

Et, si un développement professionnel particulier, si une évolution scientifique spéciale ne nous a pas permis de nous développer et d'évoluer au mieux des intérêts de la profession, comme morale à tirer de cet enseignement, de cette leçon des choses, je vous dirais simplement, Messieurs, ressaisissons-nous, unissons-nous, travaillons à nous faire mieux connaître et nous nous imposerons nécessairement tout à la fois par la logique et la force des choses.

Je vous disais 2° que l'antagonisme existant entre Médecins et Pharmaciens était une des causes du maintien de l'état actuel de la Pharmacie. Hélas, oui! Messieurs, c'est triste à dire, bien plus triste encore à constater; deux professions qui ont besoin l'une de l'autre pour vivre et s'exercer utilement, qui se complètent l'une par l'autre, qui ne sont que vide ou néant l'une sans l'autre, deux professions qui sœurs, devraient marcher unies la main dans la main, se posent face à face et en sont à se traiter en frères ennemis! Quelle est donc la source de ces sentiments hostiles? D'où provient cette inimitié sourde, disons le mot, cette jalousie, cette haine qui, se manifestant à l'école au commencement des études, va s'affermissant jusqu'à leur fin, pour s'accentuer encore dans la pratique, et qui là passant à l'état aigu, menace aujourd'hui de tourner à guerre ouverte? De la difficulté à départager sagement, raisonnablement les deux professions? De l'impossibilité de tracer à chacune d'elles des limites exactes et de les y maintenir? De la nécessité de vivre, problème qui devient de plus en plus difficile à résoudre? Dans la pratique, possible! mais à l'école, ces raisons n'existent pas encore, on ne les soupçonne même point! C'est donc à d'autres mobiles qu'on obéit; c'est un autre état d'âme qui pousse et fait agir! Or, cet état d'âme bizarre, que je ne puis définir, on le possède; ces mobiles incompréhensibles que je ne puis m'expliquer, ils préexistent, puisque le jour même où les aspirants à l'une ou à l'autre profession, entrent à l'école absolument égaux au point de vue de l'enseignement classique, aussi ignorants les uns que les autres des choses de la Médecine et de la Pharmacie, l'étiquette seule d'étudiant en Médecine suffit pour conférer à celui qui la prend un titre prépondérant, une supériorité, ce je ne sais quoi que j'appelais, il n'y a qu'un instant, le droit d'aînesse dont l'étudiant en Médecine usera et abusera pour tenir d'abord l'élève en Pharmacie d'essence inférieure, pour manifester ensuite un parfait dédain, au besoin, du mépris pour l'étudiant en Pharmacie, pour arriver finalement à haïr et détester très cordialement son ancien camarade devenu Pharmacien.

Telle est l'origine, telle est aussi la marche aussi inexplicable qu'inexpliquée de cet antagonisme de tradition.

Quelle en est la cause, je l'ignore, mais ce que je sais pertinemment, c'est que cette situation est actuellement devenue intolérable et que tous les efforts des étudiants en Pharmacie et des Professeurs leurs maîtres, tendent à se débarrasser, pardonnez-moi l'expression, du joug pédantesque de l'école de médecine.

Des idées séparatistes ont germé et s'affirment. On réclame aujourd'hui l'autonomie de l'Ecole de Pharmacie transformée en Faculté; demain la mesure s'imposera.

Au demeurant, là réside peut-être le remède à un état de choses fâcheux qui n'a pas sa raison d'être. En tout cas, la Pharmacie ne peut que gagner à la réalisation de cette réforme.

Examinons maintenant ce qui se passe dans la pratique. Conséquent avec les principes qu'il a rapportés de l'Ecole, le médecin nous considère d'abord comme ses inférieurs; ensuite il voit en chacun de nous un compétiteur, un concurrent; dès lors il n'a plus qu'à dire: *le Pharmacien, voilà l'ennemi!*

Si je recherche les griefs formulés par le médecin contre le Pharmacien, je constate qu'il y en a deux principaux. En effet, le corps médical nous reproche plus spécialement: 1° de faire de l'exercice illégal de la médecine; 2° de pratiquer le détournement des malades de tel médecin en faveur de tel autre.

Le Pharmacien donne des conseils, le Pharmacien fait de la consultation! Voilà le grand cheval de bataille.

Qu'il y ait quelques Pharmaciens qui méritent ce reproche, je l'accorde, mais je dis: c'est l'exception. Or, il est excessif de rendre une corporation toute entière responsable des méfaits de quelques-uns. Je demanderais d'abord de ne point nous appliquer le principe: *ab uno disce omnes*; puis je dirais: distinguons; la presque unanimité des Pharmaciens donnent des conseils; quelques rares Pharmaciens font de la consultation. Les premiers usent d'un droit qu'ils partagent avec tout le monde; les seconds commettent un délit; vous saisissez la nuance et vous comprenez parfaitement que, du conseil à la consultation, il y a un abîme!

Je sais bien que le point délicat est de fixer la limite où finit le conseil et où la consultation commence! A ce sujet, permettez-moi de vous dire que ce point étant très hypothétique, très élastique, pouvant varier selon les cas, les circonstances et les lieux, rien ne pourrait mieux le déterminer que l'accord complet et parfait entre les médecins et les Pharmaciens d'une même localité. En regardant d'ailleurs froidement au fond des choses, pouvons-nous refuser un conseil que le confrère d'en face s'empressera de donner? Pouvons-nous mécontenter le client qui vient le réclamer *proprio motu*, de son plein gré, avec l'idée bien arrêtée d'économiser les frais d'une visite médicale pour un cas qu'il ne juge ordinairement pas grave et pour lequel nous avons toujours, certes, plus de compétence que le premier venu? assurément non. Le client qui s'explique déjà difficilement que nous lui refusions certains médicaments dangereux qu'il vient nous demander contre espèces sonnantes, comprendrait certainement bien moins les meilleures raisons dont nous appuyerions le refus d'un conseil. En fin de compte, pourquoi ne ferions-nous pas ce que tout le monde fait. Quel est celui, fût-il médecin et membre de plusieurs académies, qui pourrait, sortant de chez lui, entretenir d'un malaise un ami, une connaissance, voire même sa concierge, sans qu'on lui octroie généreusement un petit conseil? Ce conseil, il est vrai, ne sera pas accompagné d'un flacon de sirop, d'une boîte de pilules ou d'un pot d'onguent; mais, je vous le demande, quel mal à cela? Les grincheux diront peut-être, c'est de l'exercice illégal; je réponds, c'est du commerce, et Monsieur tout le monde trouvera toujours cela très naturel et surtout très légitime.

Quant aux quelques Pharmaciens qui font de la consultation dans la véritable acception du mot, non-seulement ils sont très rares, mais ce ne sont jamais les plus recommandables; il n'y a que le faiseur, ce pharmacien que j'ai eu l'occasion de stigmatiser déjà devant vous et qui, Dieu merci, tend à disparaître, qui soit capable d'endosser la responsabilité d'un cas un peu sérieux et de donner alors d'autre conseil que celui d'aller voir ou de faire appeler son médecin.

J'ai dit 2° que les médecins nous reprochent encore

d'oublier la neutralité qui s'impose vis-à-vis les médecins d'un même lieu, en un mot, de pratiquer le détournement des malades. Et d'abord cette neutralité l'observent-ils à notre égard? Que le médecin qui n'a jamais péché à cet endroit, nous jette la première pierre! Ensuite n'avons-nous pas, cela faisant, quelquefois raison les uns et les autres? De même qu'un devoir étroit oblige un médecin à défendre ses malades contre certaines officines, un devoir strict ne nous impose-t-il pas de garder nos clients contre certains cabinets médicaux? Et, en outre, je vous le demande franchement, pouvons-nous adresser avec le même empressement, verrons-nous entrer avec la même égalité d'humeur, un client chez le médecin qui, sachant formuler, quel que soit le cas formule, que nous le verrons frapper à la porte du médecin qui traite tout par l'hygiène ou l'hydrothérapie, par l'électricité, la seringue de Pravaz ou la méthode Kneipp, du médecin qui consacre les loisirs que lui laisse, fort heureusement pour nous, une très rare clientèle, à expliquer comment avec 10 centimes de ceci, 15 centimes de cela, le malade pourra préparer lui-même, économiquement, une potion, un gargarisme, un lavement ou une purgation!..... Allons donc, Messieurs, ce serait nous demander plus de vertu que n'en possède et n'en comporte généralement la nature humaine!

Alors, en bonne vérité, dans quelques cas d'exercice illégal rares et isolés, dans quelques cas de détournement de malades réciproquement rendus, trouvez-vous, je vous le demande, des raisons suffisantes pour expliquer l'antagonisme que l'on constate entre médecins et pharmaciens? Non, mille fois non, il n'y a aucun motif sérieux, valable ou plausible; tout se réduit à un mésaccord, à un manque d'entente dont nous pâtissons réciproquement.

Il faut bien que je vous le dise, Messieurs, lorsque je parlais en commençant de nuages menaçants à l'horizon, je songeais au syndicat *contre les Pharmaciens* (c'est ainsi qu'on le désigne couramment) qui s'organise dans la Loire, syndicat destiné à transformer les sourdes compétitions en une guerre ouverte. Que résultera-t-il de la lutte qui se prépare? Sans me piquer d'être grand prophète, je le dis bien haut : Rien de bon ! Le syndicat médical attaquera, le syndicat des Pharmaciens se défendra; il rendra avec usure coup pour coup, et la galerie rira. Nous sortirons de cette levée de boucliers, les uns un peu plus dépréciés, les autres un peu plus ridicules, tous considérablement amoindris, diminués dans l'opinion publique et cela sans aucun résultat pratique appréciable pour le bien-être matériel de chacun de nous, continuant les uns et les autres à rester aux prises avec toutes les difficultés, toutes les exigences et les prosaïques réalités d'une profession qui, elle-aussi, continuera à nourrir ses enfants du lait amer de la médiocrité, sinon de la pauvreté.

Combien eût été plus rationnel et avec quelle satisfaction nous eussions tous accueilli un syndicat de médecins en communion d'idées avec le nôtre, ayant pour objectif la destruction des parasites qui vivent à nos dépens, la répression en commun des abus qui affligent les deux professions. Mais un tel syndicat eût paru trop banal; il eût fallu déchoir jusqu'au Pharmacien? Or l'orgueil, Messieurs, confine de si près et par tant de points à la sottise, que je l'avoue sincèrement la chose devenait difficile et pénible à la fois.

Permettez, Messieurs, que je quitte un terrain brûlant où les écarts de langage et de plume trop faciles ne pourraient qu'être regrettables et sans profit pour personne, non sans souhaiter toutefois que la réflexion, se joignant aux salutaires conseils que ne manqueront pas de donner les esprits sains, droits et clairvoyants qui ont voix au chapitre, vienne imprimer au syndicat dont s'agit une direction plus naturelle et surtout plus conforme aux intérêts généraux des professions médicale et pharmaceutique.

Je me résume, Messieurs: des quelques considérations que je viens de développer devant vous, il découle et je conclus que nous devons nous faire connaître pour nous faire apprécier; nous unir afin de nous ressaisir.

Oui, Messieurs, l'union, la concorde, tel doit être le but de tous nos efforts, de toutes nos aspirations; tel est aussi le critérium que doivent se proposer d'atteindre réciproquement médecins et pharmaciens.

Nous sommes en général, les uns et les autres, des hommes instruits, sérieux, bien élevés. S'il y a des brebis galeuses dans les deux camps, c'est une quantité négligeable, c'est l'exception ; loin de perdre un temps précieux à nous les reprocher, liguons-nous, unissons-nous pour étudier ensemble les moyens de les démasquer d'abord et de nous en débarrasser ensuite !

Recrutés à l'heure présente dans le même milieu, plus de morgue, plus de vain orgueil entre nous ! Ne cherchons point à nous en imposer réciproquement. Nous sommes, hélas ! malheureusement, trop bien fixés chacun sur la valeur intrinsèque et réelle de nos deux professions; n'en aggravons pas par des dissensions intestines le discrédit et les trop nombreux équivoques. Sachons, au contraire, nous en rendre le voisinage facile, agréable.

Nous nous devons réciproquement respect, considération et certains égards; donnons-nous tout cela sans compter, comme sans conteste. Au lieu de nous fuir, recherchons-nous; au lieu d'isoler nos deux professions, rapprochons-les; le bien public y gagnera et nous trouverons une large compensation à l'effort qu'il nous aura fallu faire pour arriver là, d'abord dans notre conscience, dans la propre estime que nous aurons de nous-mêmes et, enfin, dans les conséquences qui découleront nécessairement du grand pas que nos professions ne sauraient manquer de faire dans la voie de l'estime et de la considération publique.

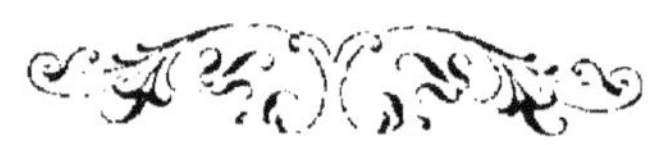

Saint-Étienne, imprimerie J. PICHON, rue de la Croix, 13.

www.ingramcontent.com/pod-product-compliance
Lightning Source LLC
LaVergne TN
LVHW012018170826
845678LV00004BA/1543